DE L'ESPRIT

D'UN

COURS DE PATHOLOGIE MÉDICALE.

LEÇON D'INTRODUCTION

AU COURS DU SEMESTRE D'ÉTÉ 1861,

PAR LE Dr HIRTZ,

Agrégé de la Faculté de médecine de Strasbourg, chargé du cours.

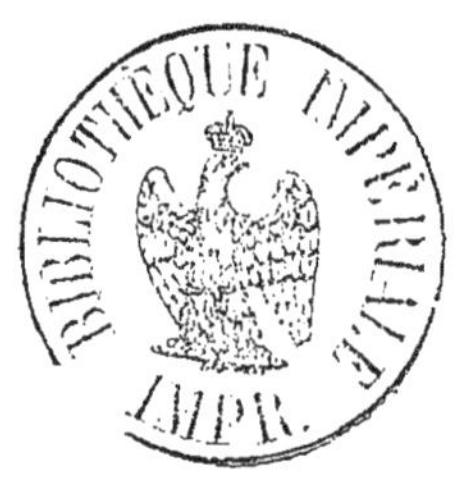

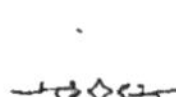

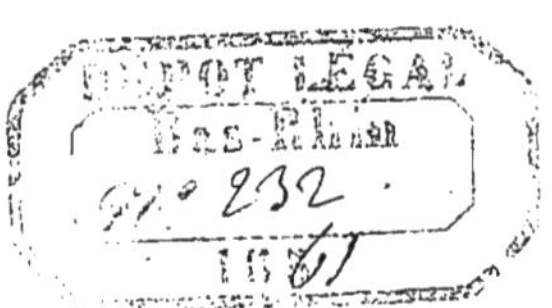

STRASBOURG,

TYPOGRAPHIE DE G. SILBERMANN, PLACE SAINT-THOMAS, 3.

1861.

DE L'ESPRIT

D'UN

COURS DE PATHOLOGIE MÉDICALE.

MESSIEURS,

Il y a peu de jours, quand je vins provisoirement m'asseoir à cette place, j'espérais et vous espériez avec moi que votre maître vous serait bientôt rendu ; le ciel ne l'a pas permis. Aujourd'hui la Faculté est en deuil d'un de ses membres les plus éminents, et cette chaire est veuve de celui qui l'avait illustrée.

Ce qu'a été Forget comme savant, ce n'est ici ni le lieu ni le temps de l'apprécier ; mais nous avons la certitude que ses travaux, fruits d'un labeur infatigable, empreints de fortes convictions, et revêtus d'une forme saisissante, lui assureront une place éminente parmi ceux qui, dans ce siècle, ont poussé la médecine dans la voie du progrès.

Ce qu'il a été comme professeur, vous le savez, Messieurs, vous qui l'avez entendu, vous qu'il a captivés par la lucidité de son enseignement, par la profondeur de sa science ; vous qu'il a entraînés par sa verve incomparable, et charmés par la magie d'une éloquence que vivifiait sa passion pour la vérité.

Vous vous rappelez aussi son dévouement à sa mission qui lui fit si longtemps braver les étreintes de la douleur, le poids de la maladie pour venir ici remplir sa tâche. Et quand on le voyait ranimé par sa propre parole, échauffé par le feu de son ardeur, on espérait qu'il en serait longtemps ainsi ; mais un jour est venu où ses forces ont trahi son courage, et, soldat de la science, il est mort en quelque sorte sur le champ de bataille.

Donnons une larme encore à cette perte douloureuse et que notre souvenir perpétue sa mémoire!

Ce souvenir pèsera lourdement, je le crains, sur son successeur quel qu'il soit. Quant à nous, chargé du périlleux honneur de le remplacer provisoirement, nous déclinons humblement toute comparaison. Il faut que chacun reste soi-même. Si nous n'avons pas la prétention de vous entraîner par le prestige de la parole, nous ne renonçons pas à l'espoir d'intéresser votre esprit aux grands problèmes que pose la pathologie et de fixer votre attention sur les tableaux émouvants qu'elle fera passer devant vos yeux. Nous comptons d'ailleurs assez sur votre amour de la science et de la vérité pour espérer que vous leur ferez bon accueil, dussent-elles se présenter sous des dehors plus simples et avec une parure moins riche. En un seul point seulement nous espérons égaler le maître à jamais regrettable, ce sera par notre dévouement à votre instruction.

Quoique nous soyons d'anciennes connaissances, Messieurs, cependant il me paraît utile de vous rappeler avec quels principes nous abordons cet enseignement et dans quel esprit nous entendons le développer; en d'autres termes, quel doit être selon nous l'*Esprit d'un cours de pathologie médicale,* tel est l'objet de cette première conférence.

MESSIEURS,

On s'est demandé et on nous demandera peut-être à quoi sert un cours de pathologie interne? Le livre même le moins complet n'est-il pas plus complet qu'un cours oral nécessairement limité par le temps, inégal dans ses allures? Ne trouvez-vous pas dans le livre d'une manière infiniment mieux coordonnée, et l'historique de la maladie et son tableau nosologique? Vous voyez, Messieurs, que nous n'amortissons pas l'objection. Voici cependant ce que nous pourrons répondre à notre tour :

Oui, sans doute, le livre trace un tableau clair et méthodique de l'espèce nosologique; mais ce tableau, dans son uniformité même et dans sa généralité, ne vous retrace qu'une moyenne, qui, par cela seul qu'elle est une moyenne, laisse de côté les physionomies individuelles, de telle sorte qu'arrivés à clinique souvent vous ne reconnaissez plus par vos yeux ce que le livre avait confié à votre mémoire. Mais ce sera là notre moindre argument.

Les livres et les traités appelés didactiques ne sont malheureusement pas tous également bons. Les uns, œuvres hâtives, sans maturité, trahissent trop souvent l'inexpérience personnelle d'un auteur qui a fait son livre avec les livres d'autrui; circonstance trop fréquente à une époque où la jeunesse seule est pressée d'écrire, tandis que les hommes formés et vieillis par l'observation gardent pour eux les trésors de leur expérience et se renferment dans un silence bien dommageable pour la science. Puis vient le système avec ses allures passionnées et exclusives, ne voulant adopter ni même exposer que les opinions propres à l'auteur; ajoutez l'inextricable contradiction entre les médications qui se disputent le domaine de la thérapeutique.

Qui guidera l'élève, qui lui dira ce qui est accessoire ou essentiel dans les symptômes exposés? ce qui est vrai, faux ou douteux dans les doctrines? qui prononcera au nom de l'expérience entre tant de traitements qui sollicitent sa préférence, si ce n'est le professeur?

A ce point de vue donc, double est sa fonction: il doit faire œuvre de *critique* pour contrôler les idées et les faits, œuvre de *méthode* pour tracer devant vous le tableau le plus fidèle et le plus réel des maladies.

Comme *critique*, nous devons lire avant vous et pour vous les traités remis entre vos mains, nous devons suppléer à leurs lacunes; nous devons faire passer à la filière de la raison les idées théoriques, au crible de l'expérience les faits pratiques, afin de vous enseigner *ce qui est*. Nous demanderons à chaque idée nouvelle, à chaque système douteux son passeport; nous pourrons quelquefois pousser la tolérance jusqu'à accorder une hospitalité provisoire, mais, avant les preuves faites, nous n'admettrons pas la naturalisation. Pour nous aider dans notre travail, nous nous servirons de deux collaborateurs éprouvés : la *raison* et l'*expérience*.

Nous venons de dire que la seconde fonction du professeur est une œuvre de méthode, c'est-à-dire l'exposé de la maladie dans toute sa réalité. Ici, pour être mieux compris et moins métaphysique, nous allons pénétrer dans le cœur même de notre sujet, dans la nosologie.

Qu'est-ce que la nosologie? C'est l'histoire naturelle, l'exposé de la maladie.

Cette histoire comprend trois problèmes principaux ou plutôt trois termes d'un même problème.

1° La symptomatologie ou la séméiotique, ou, dans son acception la plus étendue, *le diagnostic*, c'est-à-dire l'art de reconnaître la maladie par ses manifestations extérieures ; 2° *le traitement*, et, comme liaison entre ces deux termes, 3° *la nature* de la maladie.

I. Diagnostic.

Le diagnostic a deux buts : la connaissance de l'organe malade, *diagnostic local, anatomique*, et celle du trouble fonctionnel déterminé par la maladie locale, *diagnostic de l'état général.*

Grâce aux progrès de l'anatomie pathologique et pour la plus grande gloire de la médecine française, le diagnostic organique est devenu une des parties les plus brillantes de la nosologie. Quoi de plus digne, en effet, d'inspirer un juste orgueil à l'homme de l'art que la possibilité de préciser avec une certitude presque mathématique, non-seulement l'organe malade, mais l'étendue de la maladie au centimètre près, mais le degré de transformation de l'organe ! Aussi, Messieurs, les livres qui sont entre vos mains ne laissent-ils rien, pour la plupart, à désirer sur ce point.

En est-il de même pour le diagnostic fonctionnel ? (sous ce mot nous comprenons la lésion fonctionnelle de l'organe et celle de l'organisme tout entier). Séduite par la facilité et la précision du diagnostic local, quitte pour ainsi dire avec sa raison, une fois la maladie reconnue et limitée, la nosographie moderne nous semble avoir trop négligé cette seconde partie du tableau, qui n'est pas la moins importante comme vous allez le voir.

Le diagnostic local qui procède, comme nous l'avons vu, de l'anatomie pathologique, c'est-à-dire de l'amphithéâtre, ne donne lui-même que le cadavre de la maladie. De même qu'à l'amphithéâtre toutes les pneumonies de même espèce se ressemblent, de même aussi le diagnostic local ne nous donne que le nom de la maladie, sans nous donner ni sa physionomie ni celle du malade. C'est du trouble fonctionnel organique qui est le cri de l'organe malade, c'est du trouble fonctionnel général qui est l'écho de ce cri, que procède et que ressort la physionomie clinique du malade et de la maladie. C'est de là que surgissent et les indications pronostiques et les indications thérapeutiques. Or, cette physionomie d'ensemble est mal tracée dans le tableau trop banal et trop général qu'offrent la plupart des livres élémentaires. Quel est celui qui insiste sur les différentes modalités du pouls, sur la marche ascendante ou descendante de la fièvre, sur ces belles indications de la température, objets de si profondes recherches d'un jeune et savant collègue, sous la direction d'un maître éminent[1]? Qui s'occupe de l'état des forces, des modifications, de l'innervation, de la prévision et des caractères de la crise? Quand le médecin, reconduit par un parent inquiet, est interrogé sur la gravité de la maladie, où puisera-t-il la détermination du pronostic, si, borné au diagnostic local, il n'est familiarisé avec les significations des grands troubles fonctionnels?

Oh! que les anciens étaient nos maîtres dans l'art d'interroger ces grandes fonctions! Privés du diagnostic anatomique, réduits pour ainsi dire à deviner la maladie dans la physionomie du malade, ils nous ont laissé des tableaux d'un relief saisissant, qui, en quelques mots, nous font assister à la scène morbide et nous en apprennent plus que les fastidieuses et prolixes énumérations étalées avec complaisance dans certains livres modernes.

Nous nous attacherons donc, Messieurs, à vous retracer, d'après nature, avec autant de fidélité qu'il sera possible,

[1] M. Spielmann, *Des modifications de la température animale*, thèse 1856.

la physionomie complète de la maladie ; nous ne retrancherons rien du diagnostic local, ce serait, permettez-nous de le rappeler, rétracter nos propres travaux, ceux qui furent l'occupation et la prédilection de notre jeunesse; mais comme c'est ici le vestibule de la clinique, nous ferons de notre mieux pour qu'en pénétrant dans le sanctuaire, vous y arriviez préparés à reconnaître la maladie sous ses diverses manifestations.

II. Thérapeutique.

Messieurs, lorsque, dans vos lectures, vous êtes arrivés au chapitre thérapeutique, vous êtes frappés de deux choses : Tantôt, après un long exposé de la maladie et de ses lésions, vous aboutissez à une thérapeutique banale, écourtée, souvent insignifiante ; il semble que l'auteur, paraphrasant le mot célèbre d'Ambroise Paré, dise au malade : Je t'ai *diagnostiqué,* que Dieu te guérisse ! Tantôt, au contraire, vous trouvez, en apparence du moins, une richesse de médications, une abondance de formules qui ne vous laissent que l'embarras du choix, mais qui vous le laissent si bien que vous ne savez que choisir dans cette exubérance de moyens souvent contradictoires. Cela tient, je crois, moins à l'incertitude de la pharmaco-dynamique qu'à la méthode qu'on suit pour l'appliquer.

Je m'explique : Si la maladie était une chose une, un phénomène simple, et si, d'un autre côté, nous possédions en thérapeutique beaucoup de spécifiques, rien ne serait plus simple que le traitement ; en regard du nom nosologique, on lirait immédiatement le moyen héroïque et tout serait dit. Cela arrive, par exemple, pour la fièvre intermittente : n'importe la forme, le type, la gravité, fièvre et quinine sont deux termes corrélatifs, vous les additionnez, c'est tout le traitement.

En est-il ainsi dans l'immense majorité des cas? Malheureusement non. Une pneumonie, par exemple, est une chose complexe; il y a une inflammation à combattre, il est vrai; mais il y a ou non de l'oppression ou de la douleur; l'expectoration est facile ou difficile ou asphyxiante; les forces sont en excès ou en moins, la fièvre ou la chaleur sont intenses ou insignifiantes, etc. Avez-vous un moyen unique à opposer à tout cet ensemble formidable? Que faut-il choisir? Que faut-il faire? Vous faites alors une opération de l'esprit, qui consiste à saisir les *indications* à remplir.

On appelle indication, la détermination des désordres anatomiques ou fonctionnels qu'il s'agit de redresser et de ramener à la normale. C'est ici encore que beaucoup de livres laissent des lacunes regrettables, et cela tient surtout à ce que le diagnostic des grandes fonctions y est trop sommairement traité.

Car, veuillez bien le remarquer, le diagnostic anatomique est fort limité dans les indications; c'est l'état fonctionnel qui en est la source la plus féconde; et, pour reprendre notre exemple de tout à l'heure, quand en vertu du diagnostic local, vous avez saigné dans la pneumonie, combien d'autres éléments appellent votre attention? Favoriser l'expectoration, diminuer la douleur, la chaleur, favoriser la transpiration, soutenir ou modérer les forces, etc. Et ces indications sont souvent tellement pressantes qu'elles priment, dominent et effacent même celles qui sont tirées de l'organe malade.

Habituez donc, Messieurs, votre esprit, de bonne heure, à saisir les indications; c'est cette habitude qui fait le médecin sagace, et souvent le médecin heureux. Et surtout, quand vous êtes en présence d'une maladie, et quand on vous demande ce qu'il y a à faire, ne dites pas d'abord, comme je vous l'ai entendu dire trop souvent, ne dites pas tel ou tel médicament, dites d'abord telle ou telle indication.

L'indication est donc, avant tout, une œuvre de logique; quand vous l'avez saisie, alors, mais alors seulement, vous songez au remède, c'est-à-dire à l'agent capable de la remplir.

Si l'indication est une œuvre de raisonnement, le médicament, au contraire, est un agent empirique. En effet, la raison nous dit bien qu'il faut employer la digitale pour ralentir le cœur, mais elle ne nous dit pas pourquoi ou comment elle le ralentit; c'est l'expérience, c'est-à-dire l'empirisme, qui nous a appris cela. L'indication nous dit qu'il faut faire vomir; l'empirisme nous apprend qu'il faut choisir le tartre stibié. Il résulte de ceci que, si nous voulons être armés d'agents efficaces pour remplir nos indications, nous devons bien étudier l'action empirique de ces agents, non pas au point de vue de telle et telle maladie, mais au point de vue de leurs influences sur l'activité et la texture des organes.

Nous avons vu tout à l'heure que la maladie est un fait complexe et qu'on ne la guérit pas d'une seule pièce avec tel ou tel médicament, mais en agissant sur les différents appareils ou fonctions; or, c'est là le caractère de la plupart des médicaments. L'un agit pour ralentir le pouls, l'autre pour l'exciter; l'un augmente la chaleur normale, l'autre la diminue; l'un surexcite le système nerveux, l'autre le détend. L'étude de cette action s'appelle la pharmaco-dynamique; suivez avec soin cet enseignement là où il vous est dispensé avec tant de lucidité.

Donc, sagacité pour saisir l'indication du trouble, habileté à saisir l'agent empirique qui le combatte, voilà le but final, la dernière expression de la médecine pratique; alliance du fait et de la raison, cette méthode s'appelle, en philosophie, induction; en médecine, *empirisme raisonné.*

Union de la science et de l'observation, elle fait du médecin un savant par la doctrine, un bienfaiteur par son art. Que cette double qualité soit toujours présente à votre esprit; que ce double caractère soit imprimé à vos études et à votre pratique, et on pourra dire de chacun de vous, en modifiant la définition du critique ancien: *Vir doctus medendi peritus!*

III. Nature de la maladie.

Messieurs, puisque nous venons d'établir que la médecine est à la fois une science par le raisonnement, et un art par l'observation, il en résulte nécessairement qu'elle doit avoir une doctrine, c'est-à-dire des principes fondamentaux servant de point de départ et de comparaison, de *criterium*, en un mot, pour juger les idées et les doctrines qui se font jour dans son domaine.

Il fut un temps, et ce temps n'est pas éloigné de nous, où un grand nombre de médecins, désillusionnés du spectacle de doctrines contradictoires se combattant et se ruinant les unes les autres; découragés à la vue des débris de systèmes qui jonchaient de plusieurs couches le sol médical; voyant discrédité aujourd'hui ce qui hier encore faisait le *credo* de la foule; que ces médecins, dis-je, pour échapper aux tiraillements de leur raison, préférèrent la fouler aux pieds pour se jeter aveuglément dans les bras de l'empirisme. Mais on n'échappe pas à sa raison, même en le voulant, et il est arrivé, comme il arrive encore, que, sans le savoir et sans le vouloir, par la force même des choses, ces médecins, tout en se croyant empiriques, ont fait acte de raisonnement et par conséquent de doctrine dans la détermination des indications comme dans le choix des remèdes.

Eh! mon Dieu, Messieurs, il n'y a en définitive que les

esprits étroits, à courte vue, qui osent soutenir que la médecine, et même la médecine pratique, puisse se passer de l'idée! En voulez-vous une preuve péremptoire, sans réplique? l'histoire vous la donnera. Les plus grands médecins des temps anciens et modernes, les docteurs de notre loi, les Pères de notre Église, furent en même temps de grands dogmatistes et de grands praticiens. Hippocrate et Galien dans l'antiquité, et, dans les époques plus rapprochées de nous, les Sydenham, les Stoll, les Boerhaave, furent en même temps que d'illustres chefs d'école, les oracles de la médecine pratique de leur temps.

Il faut donc une doctrine; quelle est la nôtre? Et pour poser la formule d'une manière plus précise, quelle idée nous faisons-nous de la *nature de la maladie?*

Cette simple question renferme toute l'histoire des doctrines médicales; elles vous seront exposées dans un autre cours avec toute l'autorité d'une raison sûre servie par une expérience consommée. Pour nous, il importe, pour préciser l'esprit de notre enseignement, d'établir encore une fois comment nous concevons la maladie.

Vous verrez, je l'espère, tout à l'heure, que cette question, sous son apparence purement métaphysique, renferme de nombreux théorèmes pratiques.

Qu'est-ce donc, encore une fois, pour nous que la maladie? Ici nous aurons besoin de toute votre attention, car nous entrons dans les régions de l'abstraction.

Et d'abord, disons que si la médecine veut rester dans la voie féconde où elle est entrée, il faut qu'elle continue, dans la recherche des causes, à pratiquer la méthode des sciences physiques, qui ne discutent pas, elles, sur la nature de ces causes, mais en étudient les effets, les lois. Le temps n'est plus à la dialectique, mais à l'expérimentation. N'imitons pas les ultra-vitalistes, recherchant à coups de syllogismes la nature et les altérations du principe vital ; mais tâchons, par la voie expérimentale, d'en constater les effets, d'en étudier les lois. Les physiciens font de même pour l'étude des impondérables.

Or, de même qu'en physique, on admet et la matière et ses propriétés ; de même, en vertu de l'observation, nous serons conduits à reconnaître, dans le corps vivant, la structure de l'organe et la propriété qui l'anime, c'est-à-dire la propriété vitale, pour prononcer un mot devenu suspect.

Mais, si nous n'admettons pas que la vie soit antérieure à l'organe ou distincte et séparable de lui, nous admettons en vertu de l'expérience qu'elle est supérieure et prépondérante, et qu'elle préside, à l'état physiologique comme à l'état pathologique, à l'arrangement, au mouvement et à la dissociation des molécules.

Voici deux œufs, pour nous servir de l'ingénieuse comparaison de M. le professeur Trousseau[1] : l'un est fécondé, c'est-à-dire vivant ; l'autre ne l'est pas ; à cela près, la ressemblance est parfaite. Qu'on les fasse couver tous deux, tous deux offriront des phénomènes chimiques qu'il faut étudier sans aucun doute ; mais dans l'un la chimie produira de la pourriture, dans l'autre une organisation. Qu'y avait-il de plus dans ce dernier ? La propriété vitale.

Eh ! qu'on ne confonde donc pas ces idées avec le vitalisme abstrait de Barthez, ou avec le vitalisme allégorique de Lordat, qui ont traité la médecine en métaphysiciens ; ce que nous établissons là, c'est de la médecine d'observation, et les physiciens, à ce titre, sont tout aussi vitalistes que nous.

Eux aussi admettent des propriétés dominant et animant, en quelque sorte, la matière. L'électricité compose et décompose, déplace et associe les molécules ; c'est, passez-moi le mot, la propriété vitale des corps inorganiques. En

[1] *Leçons de clinique*, 1861. Introduction.

admettant ces puissances impondérables, invisibles, intangibles, le fluide galvanique, électrique, la gravitation, sont-ils métaphysiciens pour cela ?

Mais, pour rentrer dans le domaine médical, écoutons le célèbre physiologiste du Collége de France ; il n'est pas suspect de métaphysique au moins : « Il n'y a plus de doute « aujourd'hui sur ce rôle général (du système nerveux) ; « nous pouvons, par les actions sur le système nerveux, « troubler non-seulement les actes de la vie de relation, « mais modifier encore les phénomènes de sécrétion et de « calorification ; ces phénomènes, quoique d'ordre pure- « ment physique ou chimique, sont cependant dans une « dépendance étroite de l'influence nerveuse et assurent le « rang le plus élevé au système organique qui est chargé « de l'exercer » (*Leçons sur la phys. et la path. du système nerveux*, t. I, p. 2).

De nombreuses, de belles et de concluantes expériences viennent démontrer cette vérité, et nous font voir la section du grand sympathique donner la congestion et augmenter la température ; l'irritation du nerf glandulaire dominer la sécrétion des glandes ; l'irritation d'un ventricule cérébral produire la glucogénie du foie, etc.

Ce qui est vrai en physiologie se traduit clairement dans l'ordre pathologique. Citons encore une autorité qui n'appartient pas aux métaphysiciens, citons le professeur de pathologie de l'École de Paris :

« La maladie n'est-elle d'abord et toujours qu'un trouble « d'acte, qu'une lésion dynamique ? Cherchons par l'ana- « lyse des phénomènes morbides, de ceux de l'inflamma- « tion par exemple, à découvrir la vérité sur une question « aussi ténébreuse. Avant qu'aucune lésion de texture se « manifeste, il se produit d'abord plusieurs actes vitaux : « les vaisseaux capillaires se contractent, puis se dilatent ; « le sang s'arrête, l'apparition de la douleur prouve que le

« système nerveux est fortement troublé.... Arrêtons-nous « sur le travail phlegmasique local et persuadons-nous que « tous les actes vitaux ont été d'abord lésés avant que les « altérations physiques et chimiques se soient produites » (Monneret, *Pathologie générale*, t. I, p. 42).

Parlerons-nous des travaux de Virchow et de son école, conduisant aux mêmes conclusions ; de ceux de Weber, et autres, qui nous montrent l'influence du nerf vague sur la calorification fébrile ou sur l'oxygénisation du sang? (Virchow, *Das Fieber*, p. 39 et *passim*).

Nous avons choisi, pour renforcer notre démonstration, des maladies où la lésion est évidente, et cependant nous trouvons que même ici l'influence vitale est prépondérante. Que serait-ce donc si nous invoquions toute cette longue série de névroses où la maladie est si vive et la lésion si nulle?

Concluons donc :

1° La lésion est distincte de la maladie, puisqu'il peut y avoir des maladies sans lésions de structure ;

2° Dans les maladies avec lésion de structure, celle-ci n'est ni le premier ni le seul élément de la maladie ;

3° La maladie n'est donc pas qu'une lésion, mais un *travail*, un acte ; c'est le mouvement physiologique dévié dans sa direction par des causes dont l'action n'est pas toujours évidente ; c'est une fonction troublée et troublant quelquefois à son tour la texture de l'organe ; c'est cette fonction morbide de l'organe vivant qui est le problème médical à étudier.

C'est pour aboutir à cette définition, que nous venons, au risque de fatiguer votre attention, de développer devant vous ce long et laborieux syllogisme.

Mais, Messieurs, ne croyez pas que ce soit par un amour platonique pour la subtilité philosophique que nous avons soulevé cette question. Nous espérons vous montrer, au contraire, qu'elle est féconde en déductions pratiques. En effet, si vous ne voyez dans la maladie qu'une lésion de structure, vous n'aboutissez qu'à une médecine stérile, la médecine des amphithéâtres qui vous place désarmés en présence des lésions anatomiques que vous ne saurez comment attaquer, si vous les prenez pour la cause de la maladie. C'est ce qui faisait dire par Asclépiade aux ultra-anatomistes de son temps, qu'ils ne savaient que faire de froides méditations sur la mort.

Vous placez-vous au contraire, avec nous, au point de vue clinique, au point de vue de la maladie vivante, c'est-à-dire au point de vue de la doctrine qui voit dans la maladie, avant tout, une fonction déviée dans son activité et perturbant à son tour la texture organique, alors vous ferez une médecine féconde, riche d'indications et de ressources thérapeutiques. Quelques exemples nous reposeront de cette tension métaphysique :

En présence d'une hypertrophie du cœur que fait la médecine organique, si elle est conséquente? Si l'hypertrophie est le fait primordial, par quel moyen faudra-t-il diminuer cet excès de chair musculaire? La médecine fonctionnelle, au contraire, se dit qu'avant l'hypertrophie il y a eu un travail, une suractivité morbide ; elle s'attaque à ce travail en diminuant l'activité fonctionnelle qui a produit la lésion ; elle l'endort par la digitale, elle la réprime par les acides minéraux, elle la tempère par le calme des passions. La médecine organique, je le sais, en fait bien autant, car heureusement elle n'est pas toujours conséquente.

Autre exemple : Un muscle est atrophié, parce que sa fonction est diminuée ou supprimée. Cette diminution ou cette suppression de la fonction auront pour effet une altération irrémédiable : la transmutation de la fibre en globules graisseux. Nous nous adressons à cette fonction pour la réveiller, nous y suppléons par la stimulation électrique, par des mouvements artificiels ; nous cherchons à rétablir l'organe par la fonction ; que pouvez-vous faire, vous qui ne voyez dans les fonctions que le produit de l'organe ?

Pardonnez-nous, Messieurs, ces développements, mais il fallait vous montrer où est la médecine féconde, car il a été dit qu'on ferme ainsi la voie au progrès, comme si les principes que nous venons d'exposer n'étaient pas tirés de l'observation la plus rigoureuse de la nature, comme si l'admission de la prépondérance fonctionnelle devait nous empêcher d'étudier les altérations de texture et de composition chimique qui forment le corps de la maladie. Il est vrai qu'il y avait une réponse plus péremptoire à faire, en montrant que les hommes illustres qui ont fait faire les plus grands pas aux sciences anatomiques et physiologiques, les Lobstein, les Bichat et tant d'autres, ont été les promoteurs et les soutiens de la doctrine qui a fondé la prédominance vitale de l'organe.

Peut-être aussi, en entrant dans ces développements, avons-nous obéi sans le savoir à un sentiment de satisfaction personnel. Nous avons en effet eu lieu de nous applaudir d'avoir persévéré dans les doctrines de notre premier maître, et de les avoir soutenues de nos faibles moyens[1]. Alors l'anatomisme, après une longue polémique, trônait triomphalement à l'école de Paris, professé par des hommes éminents. Mais la vérité a fait son œuvre : discrédité peu à peu par sa stérilité pratique, ébranlé par les faits cliniques, battu en brèche enfin par la physiologie expérimentale, l'anatomisme s'affaissa peu à peu ; et que voyons-nous aujourd'hui ? Au collége de France le plus grand physiologiste de l'Europe, à la Faculté de Paris, le plus éminent de ses cliniciens, dans la chaire de pathologie un esprit du premier ordre, tous arborant, sous un nom ou sous un

[1] *De la nature de la maladie*, 1859.

autre, la doctrine vivifiante qui reconnaît comme lésion primordiale, dans les maladies, les troubles des actes vitaux et les modifications des forces qui régissent l'organisme vivant.

Mais, en vérité, Messieurs, je commets un anachronisme; déjà l'ombre du passé plane sur ce sujet! question jugée, question morte. Déjà, en effet, le bruit cesse de se faire autour d'elle, la discussion est lasse, la passion épuisée comme le sujet. Telle est la loi du progrès: une idée passionne une ou plusieurs générations; l'attaque et la défense se livrent bataille, puis vient la génération suivante qui récolte ce qui est resté debout, c'est-à-dire ce qui est resté vrai, et la science passe à d'autres sujets.

Déjà, en effet, une lumière lointaine éclaire de nouveaux horizons. La question se continue sous d'autres points de vue, et la genèse de la maladie semble se formuler, sinon sous de nouvelles lois, du moins sous des aspects nouveaux.

Geoffroy Saint-Hilaire, dans une profonde intuition de son génie, avait formulé l'unité de développement organique pour toute l'étendue de l'échelle animale; Schwann et Schleiden étendirent cette formule à la trame intime de tous les êtres organisés en nous montrant la cellule primitive comme l'élément générateur de toute trame vivante; voilà qu'à son tour un des chefs les plus éminents de la nouvelle école, autorisé à la fois par la profondeur de ses recherches et par la hauteur de ses vues, Virchow enfin nous montre la pathologie, procédant de la même origine, adoptant la même formule, ne voyant dans la transformation organique qu'une déviation de la nutrition, qu'une germination cellulaire surexcitée, troublée ou détruite, et sous l'influence, toujours, de la vitalité nerveuse[1]. Ainsi tout tend à l'unité, dans l'idée comme dans la

[1] Virchow, *Cellular-Pathologie*. *Berlin*.

nature : unité de plan, unité de structure, unité de fonctions à l'état normal comme à l'état pathologique, ce sera là peut-être la doctrine de l'avenir.

Mais ici il est temps de nous arrêter, nous sommes arrivé aux confins de la terre ferme ; nous touchons à ces terrains d'alluvion incessamment remués par le flot inquiet de la science encore en ébullition. Des routes à peine jalonnées, cotoyées par les précipices de l'erreur, obscurcies par les ténèbres de l'inconnu se dirigent vers des horizons lointains; des pionniers aventureux parcourent ces régions inexplorées, les uns le creuset à la main, les autres armés du microscope.... Praticien avant tout et destiné à former des praticiens, nous nous garderons de les suivre de notre plein gré ; toutefois, comme la jeunesse se plaît aux aventures, nous ne refuserons pas d'accompagner quelquefois vos excursions ; mais ce ne sera pas sans nous être assuré de nos deux guides fidèles, la *raison* et l'*expérience*!

www.ingramcontent.com/pod-product-compliance
Ingram Content Group UK Ltd.
Pitfield, Milton Keynes, MK11 3LW, UK
UKHW020538230726
13925UKWH00006B/2352

9 782013 565547